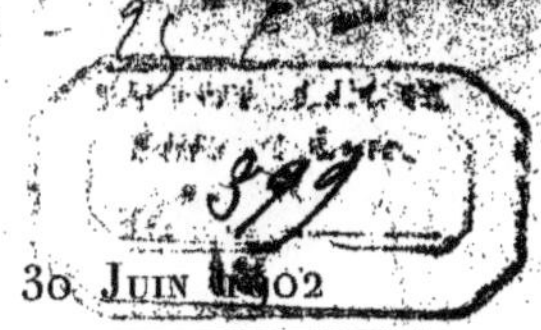

TOME V, 2e TRIMESTRE 30 JUIN 1902

BULLETIN
DE
LARYNGOLOGIE, OTOLOGIE
ET
RHINOLOGIE

PUBLIÉ PAR LE

Dr ANDRÉ CASTEX

Chargé du Cours de Laryngologie, Rhinologie et Otologie
à la Faculté de Médecine de Paris

EXTRAIT

**De la résonance des sons vocaux;
du rôle du voile du palais dans la voix
de fausset**

PAR

E. GELLÉ

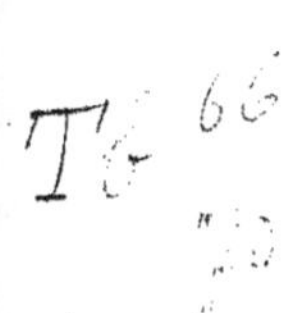

PARIS
C. NAUD, ÉDITEUR
3, RUE RACINE, 3
1902

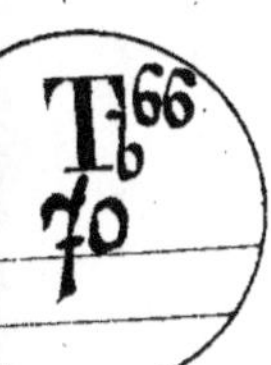

DE LA RÉSONANCE DES SONS VOCAUX ; DU ROLE DU VOILE DU PALAIS DANS LA VOIX DE FAUSSET

PAR

E. GELLÉ

On pense généralement que les cavités et les os de la face ne jouent le rôle de résonateurs que si le voile du palais abaissé laisse ouvertes les fosses nasales au courant sonore laryngien.

Je vais montrer combien cette opinion s'éloigne de la réalité ; et, des expériences instituées dans ce but, j'essaierai de déduire quelques applications pratiques. Elles me permettront aussi d'émettre quelques vues nouvelles sur le rôle du voile dans la voix de fausset.

C'est une étude expérimentale des mouvements, de l'air et des sons dans les voies nasales pendant la phonation : elle fait le pendant de celle où j'ai envisagé les mouvements de l'air buccal dans la même fonction et montré l'existence de cyclones intrabuccaux (V. *Bull. Soc. biologie* 1901).

On sait que la série des sons voyelles est représentée tout entière dans les voyelles nasales ; dans l'émission des premières, dites voyelles pures, les voies nasales sont closes ; pour la formation des secondes, celles-ci sont ouvertes, et participent avec les cavités buccales à la production du ton, lequel prend alors un timbre particulier, dit nasal.

Ainsi, suivant que le voile du palais ouvre ou ferme l'isthme pharyngo-nasal, les fosses nasales subissent ou non le retentissement sonore et les paroles sont ou non nasalées.

Au point de vue de la nasalité, cela est absolument exact ; cependant les choses ne se passent pas d'une façon aussi tranchée à l'égard de la résonance, c'est-à-dire que la mise en vibration de l'air intranasal ne fait pas défaut même dans l'émission des voyelles pures.

L'expérience va nous montrer que dans l'état physiologique, indépendamment des dialectes et des malformations ou des cas pathologiques, l'air nasal est agité de mouvements fréquents et de vibrations sonores inconscientes pendant la phonation.

L'exploration fait connaître l'existence de mouvements moléculaires, vibratoires, et aussi de mouvements de translation de l'air inclus dans l'espace limité des fosses nasales.

Nous allons étudier d'abord les mouvements de translation de l'air nasal ; plus loin, nous analyserons les ébranlements sonores.

1° Des mouvements de l'air des fosses nasales, pendant la phonation.

J'ai étudié ces mouvements au moyen du manomètre à eau adapté à une narine, l'autre tenue close.

On observe avec ce dispositif tout d'abord les oscillations de la colonne liquide causées par la respiration ; ces allées et venues, au cours des expériences, modifient à chaque instant le niveau et troublent l'observateur qui doit savoir éliminer cette cause permanente d'erreur.

Dans la respiration calme, l'air peut circuler à la fois par la bouche et par le nez ; dans l'acte de la phonation, dès que l'expiration se colore quelque peu du timbre d'un son voyelle, A par exemple, la voie nasale se ferme aussitôt ; l'expiration peut être nasale la bouche close ; cela se voit dans l'émission des consonnes nasales ; souvent les voies nasales et buccales sont ouvertes successivement. Ces changements de direction du courant sonore sont réglés par les mouvements du voile, véritable soupape active, dont l'action est synergique des efforts de phonation. Ainsi dans les sons vocaux continus, soutenus, le voile garde sa position relevée, la voyelle sort constante, tandis que la consonne explosive ou autre segmente le son et se répète (*pa*, *pi*, etc.). Commençons donc par l'examen des mouvements de l'air nasal dans l'émission des voyelles.

A. *Voyelles pures.*

Le manomètre, adapté à la narine, l'autre narine close, présente avec A une ascension brusque, mais limitée, de son niveau, suivie de sa chute immédiate, le son émis. Il en est de même pour toutes les voyelles non soutenues.

On sait que, pour toutes, il n'existe aucune communication entre la bouche et les voies nasales. Comment doit-on interpréter ces oscillations du niveau manométrique, puisque le voile relevé ferme le nez? Le mouvement du liquide est immédiat, il accompagne l'émission sonore ; c'est donc le redressement même du voile du palais qui s'inscrit ainsi, par suite de la poussée d'air qui en résulte dans la cavité close nasale.

C'est l'effort phonateur qui commande cette élévation du voile ; et celle-ci, la montée du niveau immédiate ; l'abaissement de celui-ci succède à la descente du voile, l'effort de phonation fini.

Quand on répète coup sur coup, *pa*, par exemple, son-voyelle persistant, coupé par l'occlusion consonante intermittente, on constate que, une fois relevé, le niveau, comme le voile, ne bouge plus ; ce qui explique, entre parenthèses, la rapidité de ces successions vocales, dont le nombre peut atteindre 10 à 12 par seconde.

B. *Voyelles nasales.*

An, on, un, in, ont une action extrême sur le niveau du manomètre ; et lui imposent une montée dont la hauteur est caractéristique ; et qu'il est possible d'accroître, si l'on force l'expiration. Le voile est alors abaissé ; la bouche et le nez communiquent et vibrent à la fois. Si l'on clôt la bouche, le son nasal sort indistinct et sourd.

On rend manifeste le jeu du voile en faisant précéder le son nasal d'une voyelle pure, ou d'une consonne explosive. Le niveau du manomètre traduit par ses oscillations les alternatives de fermeture et d'ouverture ; ainsi avec *a*, le nez est fermé en arrière et l'ascension du voile et du niveau, vive, est initiale. *An* qui lui succède abaisse le voile ; et une montée forte l'indique aussitôt. L'ascension est limitée pour *a*, et très haute pour *an*. Pour le premier son, le voile s'est relevé et le niveau d'eau avec lui ; dans le deuxième son, son nasal, le voile est inerte, l'air passe par les voies nasales ouvertes, qui résonnent et le niveau d'eau avec lui monte par suite avec plus d'ampleur.

C. *Consonnes.*

Dès qu'il y a un obstacle à l'issue de l'air expiré, le niveau du manomètre adapté au nez monte ; c'est ainsi quand la bouche se ferme.

Si l'effort phonateur, le souffle est énergique au contraire, le voile en même temps se redresse et ferme la voie nasale. Si la bouche reste fermée, toutes les sorties sont closes ; la tension de l'air intrathoracique s'accroît. Puis la lutte vocale cesse, par l'ouverture du point rétréci du canal phonateur, dont la stricture forme la consonne et l'explosion sonore a lieu. La détente brusque a abaissé la tension intérieure ; la bouche a prononcé *pa*, par exemple. Tout était clos pour *p*, bouche et isthme pharyngo-nasal par le voile relevé, tendu ;

puis la bouche s'ouvre seule, le son part et l'air circule à nouveau partout.

Mais si *p* est énoncé sans effort, le manomètre nasal monte dès que la bouche se ferme par reflux de l'air expiré mollement; dès que l'on veut dire *pa*, tout change ; le voile se redresse; le nez est bouché du côté du pharynx ; une ascension brusque, nette, limitée indique ce mouvement, une descente brusque du niveau succède à *pa*.

Pe, sourd, soutenu, donne lieu à une vive poussée du liquide suivie de chute.

Ta donne le même effet ; mais avec *t*, la bouche fermée, on obtient le passage d'un son sourd par le nez, le *tum, tum* de certains tiqueurs est une secousse de ce genre, avec *k* de même ; or, au moindre effort, cela n'est plus possible, le voile a tout clôturé en arrière.

Pi, ti, ki, dits en tonalité moyenne ou grave, donnent des résultats analogues : ascension nette du niveau et descente brusque, le son émis ; la première causée par l'élévation du voile ; la seconde par son abaissement, ou le retour à la position de repos.

Mais *pi, ti, ki*, dits en voix de fausset, sur un ton suraigu, ne causent rien de tel ; le niveau reste immobile au point où l'avait élevé la tension de l'air expiré, quelle que soit la durée du son.

En même temps on éprouve à la gorge une sensation de constriction fatigante.

D'autre part, en associant les voyelles nasales aux consonnes *p, t, k*, on obtient avec *pau, ton, kun*, etc., au manomètre nasal, une première montée du liquide, en rapport avec *p, t, k*; à laquelle succède aussitôt une chute du niveau ; mais celle-ci est bientôt suivie d'une ascension nouvelle très forte correspondant aux sons *an, on, un* ; cette seconde montée retarde sensiblement sur le son émis. En somme, après un relèvement du voile pour *p, t, k*, explosifs ; celui-ci retombe et le niveau manométrique avec lui.

An, on, un, in, nasales types, apparaissent alors, par la voie nasale libre, et font monter le liquide avec plus ou moins de force suivant la vigueur de l'expiration phonatrice.

En opposant ce tableau des oscillations du manomètre à celui que donnent les voyelles pures, on saisit le jeu différent du voile dans les deux cas.

La succession du son nasal à la consonne est très nettement indiquée sur le manomètre à eau; et les deux phases bien marquées.

Après les explosives, prenons les consonnes *b, d, g* (dur). *Ba, bé, bi, bo*, graves ou bas provoquent un grand déplacement du niveau en haut, mais qui précède le son *b, d, gue* ; *ab* ne change rien ; de même pour *ap*, *at*, *ak*, pour le dire en passant, et les autres voyelles placées avant la consonne.

B abaisse le niveau, s'il coïncide avec une aspiration ; la bouche est close ; il y a une aspiration par le nez.

Bi suraigu laisse tout immobile : on peut répéter, *bi*, *bi*, *bi*, *bi*, etc., sans que rien ne bouge. *B* labial intermittent coupant le son, le voile garde sa position élevée et continue à clore la communication pharyngo-nasale pour l'émission de la voyelle *i*.

D est absolument analogue à *b*, à ce point de vue.

G dur fait peu monter le niveau. *Gui* suraigu donne une secousse de 1 à 2 millimètres à peine. *Guan*, *guon*, au contraire, comme les sons nasaux, causent une énorme ascension de la colonne liquide.

Les consonnes nasales *m*, *n*, *ng*, ne nous arrêteront pas longtemps; elles ont une action bien connue sur l'air des fosses nasales. Le niveau manométrique monte à une grande hauteur avec *ma*, *na*, etc. Chez toutes, le mouvement ascensionnel a lieu avant le son voyelle ; il est excessif avec *man*, *mon*, *nan*, etc.

La consonne vibrante *r* donne lieu à une poussée et à des oscillations marquées avec *ra*, *re*, *ro*, etc.

Avec *re* sourd, soutenu, l'ascension est très forte ; mais quelle que soit la vigueur de l'effort phonateur, le niveau reste fixe. L'air ne sort pas par le nez, c'est le voile qui vibre, et amplement pour *r*. Plus il y a d'effort, moins les oscillations ont d'ampleur ; et la fixité se montre vite.

Ri grave donne le même effet ; mais *ri* suraigu laisse le niveau immobile une fois qu'il a été élevé par la tension de l'air thoracique dans l'effort phonateur.

Ri suraigu aboutit à la fixité par l'excès de tension du voile ; une chute succède à l'émission, par la cessation de cette contraction de muscles staphyliens.

Avec *ran*, *ron*, etc., on observe bien les deux actes successifs nécessaires à l'émission de la consonne liée à la voyelle nasale. Au début de *ran*, par exemple, au 1er temps, c'est l'action du voile, redressé et tendu ; au 2e temps, il retombe au repos, ouvre les voies nasales ; et, au 3e temps, c'est, par cette voie ouverte, l'issue du courant laryngé pour lancer *an*, *on*, *un*, etc. Ce mouvement ascensionnel retarde comme nous l'avons déjà noté pour d'autres consonnes et il est toujours très accentué.

C'est l'écoulement de l'air à travers les fosses nasales qui le cause ; tandis que la première montée est due à la contraction qui redresse et tend le voile du palais ; aussi dans l'effort violent, tel que l'exige la voix de fausset, le niveau du manomètre reste immobile pour *pi*, *ti*, *ki*, *ri*, par exemple.

L donne une montée moyenne avec *la*; mais une très haute avec *lan, lon*, etc. et toujours ce mouvement en hauteur retarde sur l'émission; c'est la même succession de mouvements du voile que tout à l'heure.

F, j, agissent à peu près de même; légère poussée pour *fa, fé*, et forte pour les nasales *fon, fan*.

S laisse le niveau du manomètre immobile s'il est dit avec force; rien ne passe par le nez ici, il en est de même de *si* suraigu.

S doux, sans effort, peut donner lieu cependant à un courant sortant par le nez, poussant le niveau. *As* ne produit rien. *Son*, etc. cause une forte ascension.

V, peu d'effet pour *va, vé*; beaucoup avec *von*, etc. *Z* : mêmes résultats. Ces derniers sons sont extérieurs presque, surtout dits avec effort.

J'ai remarqué, au cours de ce travail, que l'ascension du niveau du manomètre due à l'élévation du voile du palais n'est jamais aussi étendue, et cela d'une façon très sensible, que celle qui s'explique par l'issue de l'air nasale dans l'émission des sons dits nasaux. Grâce à la synergie d'action des releveurs du voile et des efforts thoraciques d'expiration, la tension de l'air s'accroît pour l'explosion nécessaire; l'excès de tension immobilise le voile et fixe le niveau du liquide. La montée du niveau est pour les sons-voyelles non nasaux, de 2 à 5 centimètres sur mon manomètre dont le tube est assez gros.

On a dû être frappé de ce fait curieux, l'ascension précoce, antérieure à la voyelle associée, qui s'observe avec *m, n, ng* et *b, d, g (ue)*; tandis qu'elle retarde très nettement dans les voyelles nasales *an, on, un, in*.

La successsion des phases de l'émission vocale est parfaitement rendue ainsi par les oscillations du manomètre nasal; le son nasal est antérieur dans la première série de consonnes et postérieur dans la seconde.

L'immobililé du niveau est constante avec *i* suraigu et facile à constater avec *pi, ti, ki, li, di, bi, qui, ri, si, fi, vi, zi*.

On est surtout frappé de ce fait que l'intensité de l'effort de phonation coïncide plutôt avec la fermeture des voies nasales et avec les plus courtes ascensions du niveau (action du voile); tandis que avec les sons nasaux, c'est tout à fait l'inverse, le rapport entre l'effort phonateur et la montée dernière du niveau est constant et direct.

2° De la résonance des sons vocaux ; rôle du voile dans la voix de fausset

On sait qu'un corps sonore mis au contact des solides de la tête et de la face transmet le mouvement vibratoire aux cavités aériennes incluses, mais que la propagation de l'air aux solides est nulle ou à peu près. Les membranes au contraire vibrent facilement sous l'influence des vibrations de l'air et transmettent au loin et aux solides même les ébranlements sonores.

Dans la phonation, nous allons montrer que les cavités de la face se mettent à l'unisson des sons émis, même quand il n'existe aucune communication entre les voies buccales et les nasales ; et que c'est par le voile, organe musculo-membraneux intermédiaire que cette propagation a lieu.

On décrit en pathologie les diverses altérations des sons vocaux qu'on observe à la suite des angines, dans les affections du naso-pharynx ; on a noté la plus grande fréquence de certains troubles de la parole, devenus des signes caractéristiques de ces lésions.

Tantôt les voyelles pures sortent timbrées de nasalité ; tantôt les nasales sont méconnaissables.

Les consonnes sonores ou sourdes participent d'ailleurs de ces modifications anormales ; elles sortent confuses et indistinctes. Ces altérations trahissent l'existence de lésions des fosses nasales, de l'isthme pharyngo-nasal ou du voile du palais, qui nuisent aux mouvements ordinaires de la phonation, à la fermeture et à l'ouverture des voies nasales postérieures.

Le voile du palais joue dans le chant et dans le langage articulé un rôle des plus importants, que l'étude précédente a de nouveau mis en lumière ; cependant je n'ai pas seulement en vue ici les mouvements d'élévation ou d'abaissement du voile du palais ; je veux surtout parler des effets produits par sa tension et ses variations dans la résonance des sons vocaux.

Je puis rappeler un fait instructif à cet égard : une de mes clientes gagna deux notes de l'octave supérieur après la guérison d'une suppuration de l'oreille, avec otorrhée tubaire et engorgement inflammatoire du voile consécutif, au grand étonnement du professeur de chant, ignorant cette cause morbide cachée par le sujet. La tension du voile n'est pas indifférente à ses fonctions dans la phonation et le chant.

Au point de vue de la résonnance des sons vocaux, les expériences suivantes montrent qu'il ne faut pas admettre un isolement des cavités de la face pendant le langage articulé.

Au contraire on y voit que toutes les cavités aériennes retentissent alors, mais d'une façon fort inégale pour chacun des sons de la parole.

Expérience : On opère sur soi-même, pourvu que les voies respiratoires supérieures soient normales ; au moment même où j'émets un son-voyelle, une syllabe, à haute voix en général, je ferme hermétiquement les deux oreilles du bout des doigts, sans trop appuyer cependant. Aussitôt le son extérieur s'affaiblit et s'éteint même s'il a moins de force, tandis qu'apparaît un bruit de retentissement intérieur, qui envahit toute la tête et les deux oreilles : ce n'est pas une sensation faible ou douteuse ; elle est pour certains sons extrêmement puissante, et l'on est surpris de sa disparition immédiate dès que les méats auditifs sont libres.

Dans le parler ordinaire, les oreilles ouvertes, cette résonance intérieure existe ; mais l'intensité du son aérien empêche qu'on en ait conscience. Il faut employer un artifice expérimental (occlusion des méats) qui isole du milieu les organes auditifs, pour rendre manifeste la résonance des cavités de la face (sinus, fosses nasales et oreilles moyennes).

Les fosses nasales sont d'ailleurs la source principale du phénomène. Il ne s'agit ici bien entendu que des sensations éprouvées par le parleur lui-même.

1° *Voix chuchotée.*

Si l'on ferme les oreilles et qu'on chuchote les voyelles, on s'aperçoit qu'elles résonnent à peine ; le son est perceptible, encore net ; *o* seul prend un peu de retentissement, tout en gardant son timbre ; *i* est éteint ; *u* n'est plus qu'un souffle sans timbre aucun ; *é, a*, sont indistincts.

Cet affaiblissement de la sensation dans la voix chuchotée est cependant bien moindre que celui des sons à haute voix, dans les mêmes conditions.

2° *Voix haute.*

Les voies de l'audition aérienne supprimées, on note en ce cas la disparition à peu près complète du son extérieur ; le retentissement intérieur couvre tout. Examinons chaque voyelle : leur action est inégale.

A conserve un timbre clair, mais faiblit fort, les oreilles closes ; mais, fait curieux et unique presque parmi les sons-voyelles, il cause très peu de résonance dans la tête.

O n'en donne qu'un faible, mais évident puisque le bruit cesse les oreilles ouvertes. *O* bref retentit bien moins que *o* grave ; la différence est marquée. D'autre part, les voyelles *i, é, u, e, ou,* dès que les oreilles sont bouchées, causent un bruit retentissant dans toute la tête et les deux oreilles closes. Ce bruit couvre toute autre sensation vocale.

Chacun de ces sons conserve ses qualités et son timbre pur.

L, même faible, bourdonne alors comme le son des cordes de contrebasse.

Dès qu'on ouvre les oreilles, tout disparaît à l'intérieur et la sensation du son vocal s'extériorise.

Ai-je besoin de dire qu'au moment de ces émissions sonores aucune communication n'existe entre la bouche et le canal nasal ? et cependant la résonance dans la face est extrême. Mes expériences manométriques, d'accord avec celles des auteurs, montrent que le voile du palais se redresse et se tend au moment où sort la voyelle pure. Dès lors la propagation du mouvement vibratoire de la bouche à l'air des cavités supérieures de la face ne peut s'expliquer que par la conduction des vibrations par le voile, membrane musculeuse intermédiaire, possédant toutes les propriétés des membranes tendues, au point de vue de la transmission des sons.

Comment comprendre que *a* ne cause pas plus de retentissement?

Pour émettre *a*, la cavité buccale est largement ouverte, comme un pavillon qui lance au dehors le son, et le courant sonore est plutôt extérieur.

Pour *ou,* c'est l'inverse; les ébranlements vocaux sont intérieurs, la bouche étant presque close. Pour *u,* il en est de même ; la cavité buccale forme une caisse de résonance à peu près fermée ; pour *e* aussi. Pour *i*, *é*, la stricture du canal phonateur se produit plus profondément et est plus accusée, sous le voile relevé et tendu. C'est par là que se fait la transmission.

Cette résonance dans la tête se latéralise à droite ou à gauche suivant qu'on oblitère l'une ou l'autre oreille ; sans l'occlusion auriculaire, le phénomène de résonance passe inaperçu. Ces vibrations de la face s'ajoutent au son émis qui prédomine et absorbe l'attention.

Ces sons-voyelles ne sont pas modifiés quand on ferme le nez, soit seul, soit en même temps que les oreilles.

Cependant ici il faut tenir compte de la tonalité des sons. Ainsi l'expérience montre que *i* suraigu, en voix de tête, qui résonne si fortement dans toute la tête, les oreilles closes, n'est pas modifié par l'occlusion du nez ; tandis que *i* grave ou de tonalité moyenne retentit aussitôt.

De Meyer (Les organes de la parole) a noté la résonnance de *i* quand on ferme le nez, mais sans dire la hauteur du son expérimenté : on voit que cela importe au résultat.

RÔLE DU VOILE DANS LA VOIX DE FAUSSET

Il est intéressant de savoir l'explication de ce fait, de cette opposition ; elle touche à la genèse des sons de tête, de fausset, pour lesquels on n'a admis jusqu'ici que l'action des modifications particulières de la glotte et du larynx, démontrées par l'examen laryngo scopique.

Je laisse ici le larynx de côté ; il s'agit du voile du palais et j'entends parler d'un facteur nouveau de la genèse de la voix de fausset, du rôle joué par la tension synergique du voile du palais, dont l'importance me paraît être mise en évidence dans ce travail.

Lors de l'examen manométrique des mouvements de l'air nasal, exposé plus haut, nous avons pu voir qu'au moment de l'émission des voyelles pures, on observe une montée immédiate du niveau liquide, si le ton est de hauteur moyenne ou grave ; que d'ailleurs le moindre effort de phonation a pour effet synergique de fermer les voies nasales postérieures par le relèvement du voile, nous avons vu que celui-ci est d'autant plus vif, actif et persistant, que l'effort vocal est plus accentué.

Dans l'émission des voyelles de tonalité moyenne ou inférieure, nous savons que la résonance dans la tête et les oreilles est extrême. Il faut donc admettre que lors de l'émission de *i*, grave, par exemple, le voile relevé, tendu modérément, vibre à l'unisson et transmet ainsi les vibrations sonores à l'air nasal ; on sent les ailes du nez vibrer sous le doigt en même temps.

La transmission par les solides est tout à fait insuffisante, quand le passage a lieu de l'air aux parties osseuses ; la voûte du palais ne peut avoir ce rôle vecteur du courant vibratoire aérien.

Que se passe-t-il donc avec *i* dit en voix de fausset, puisque alors il n'en est plus de même, que l'air nasal reste sans résonner, que les ailes du nez ne vibrent pas et qu'on ausculte en vain avec l'otoscope à l'oreille du parleur ; si l'on examine en ce moment le voile du palais, on le trouve relevé, tendu à ce point qu'il offre un creux profond aux regards.

Or, nous avons vu aussi que avec *i* suraigu, le niveau du manomètre une fois relevé, reste fixe, immobile, d'autant plus qu'il y a une intensité plus grande de l'effort vocal ; de plus ce phénomène s'est montré constant quelle que fut la consonne associée à la lettre *i (pi, ti, ki)*. On est même conduit à penser que la tension du voile redressé est extrême en pareil cas ; et que cette surtension est la condition de l'émission des sons vocaux très élevés.

Le voile du palais, par cettre contraction violente, perdrait la conductibilité habituelle aux membranes tendues. Il deviendrait mauvais conducteur du mouvement vibratoire comme toute membrane tendue à l'extrême (lois de Savart).

Ainsi se trouve arrêté le son vocal dans sa propagation aux cavités nasales, quand il est émis en voix de tête, ce que montrent clairement le silence à l'auscultation auriculaire, l'absence de vribations des ailes du nez, l'absence de renforcement, le nez pincé.

Cette surtension du voile d'ailleurs est accompagnée d'une sensation de fatigue, de constriction, d'effort dans la gorge toute particulière aux sons de tête (contractions vives des muscles staphylins et des constricteurs du pharynx).

EFFETS DE LA CONTRACTION DES MUSCLES SUR LEUR CONDUCTIBILITÉ POUR LE SON

Quand j'attribue ainsi à la contraction énergique des muscles staphylins cet empêchement au passage du courant sonore à travers la membrane mobile interposée aux cavités nasales et buccale, je m'appuie sur d'autres preuves encore. Il résulte en effet d'expériences personnelles, déjà anciennes, et qui trouvent ici leur logique application, que la conductibilité des masses musculaires pour les sons est nettement diminuée et d'une quantité très sensible par leur contraction.

Disons d'abord que la conduction des sons au contact est bien moindre pour les sons aigus ; ainsi ut_6 est propagé moins bien, plus faiblement que ut_4, par exemple, et bien moins encore que ut_2 dont les vibrations ont une amplitude supérieure.

Mais la transmission des sons apportés par l'air est encore bien plus affaiblie.

Exemples : Si l'on contracte la masse musculaire du mollet, par exemple, pendant qu'on écoute avec un stéthoscope (à ampoule de Chauveau), l'autre oreille close, le son d'un diapason ut_4, dont le talon est posé à quelques centimètres de l'ampoule, sur la région saillante, on constate à chaque contraction une très forte atténuation de la sensation transmise par l'instrument très sensible. Avec le diapason ut_6, cette atténuation est telle qu'elle équivaut à la disparition totale du son.

Ce sont là des sons propagés au contact; quand on expérimente avec le diapason vibrant à 1 centimètre de distance et vibrant au maximum, la sensation apportée par le stéthoscope est bien plus faible.

Par l'air, ut_2, ut_4, cessent d'être perçus dès que la contraction a lieu ; ut_6 disparaît plus complètement encore (il faut faire un isolement parfait de l'oreille libre).

Ainsi en plus de l'arrêt ou l'affaiblissement de transmission causé par l'excès de tension, la contraction même de ce voile musculo-membraneux ajoute son action empêchante, isolante, et contribue à éteindre la résonance des fosses nasales dans la voix de fausset.

C'est que la résonance de ces cavités est toujours des plus sourdes et des plus graves ; évitée par l'action du voile, elle ne peut s'ajouter aux sons émis par la bouche. Dès lors le son laryngien sort pur, net et avec sa tonalité suraiguë.

Je crois que d'après l'analyse et l'exposé qui précèdent, on peut admettre que dans les émissions vocales en voix de tête ou de fausset, il se produit une surtension du voile capable de couper toute propagation vers les fosses nasales.

Comme corollaire j'ajouterai qu'il est possible de se servir de l'épreuve de *i* suraigu pour reconnaître quelle est l'énergie musclaire du voile; son état d'insuffisance, son inertie, son incapacité, seront rendus par là manifestes. C'est un signe à ajouter aux altérations de la parole, aux difficultés de la déglutition et de la respiration, la bouche close, etc., qui caractérisent les maladies du voile du palais et des organes annexes.

Notre étude de la résonance s'est bornée jusqu'ici à celle des sons-voyelles purs ; actuellement voyons les *voyelles nasales*.

An, on, un, in, sont des nasales types : elles ont le timbre caractéristique ; la voyelle nasale se forme, le voile abaissé, par l'adjonction au son buccal des résonances des voies nasales ouvertes.

L'air expiré sonore s'évade par le nez ; le manomètre montre une ascension très étendue du niveau, fort au-dessus du déplacement obtenu avec les voyelles pures. Ces vibrations de l'air nasal s'inscrivent sur l'enregistreur de Marey, au moyen d'une petite ampoule de caoutchouc introduite dans la narine. Sur les phonogrammes, les sons nasaux offrent des tracés d'une grande ampleur et très creux.

Dès qu'on émet une voyelle nasale, les oreilles closes, il se produit une violente résonance dans toute la tête et les oreilles ; de plus, signe caractéristique, l'occlusion du nez accroît ce bruit intérieur d'une façon très nette. On juge mieux de ces phénomènes divers si l'on associe les voyelles aux consonnes.

Étudions la résonance causée par les *consonnes* dans cet ordre d'épreuves. En premier se présentent les consonnes sonores, *m, n, ng,* sonores et occlusives tout à la fois.

Leur prononciation s'accompagne d'un son sourd nasal, sorte de ronflement qui précède même l'occlusion ; quand on ferme les oreilles, ce son retentit en bourdonnement dans la tête, mais cette résonance cesse dès qu'on ferme aussi le nez, les deux issues du courant sonore se trouvant alors closes.

Le son qui rend ces occlusives sonores est analogue à *e* grave et sourd ; alors *ma* se prononce en fait : *em*, *ma*. Nous avons vu sur le manomètre le niveau s'élever bien avant le son-voyelle donné avec *m*, *n*, *ng*, c'est très caractéristique.

Voici maintenant *b* et *d*, qui sont aussi nasales et occlusives, cependant très douces. *B* est un *p* adouci, sans effort et nous avons vu au manomètre que *p* doux souffle par le nez et fait monter le liquide manométrique ; *t* doux est aussi un *d*, et nous avons observé la même fuite nasale qu'avec *p* doux. Il se produit en effet dans les deux cas une forte montée du niveau avant l'occlusion.

L'occlusion nasale altère profondément ces deux sons ; *b* se change en *m*, *d* en *n*. Cet effet est d'autant plus accusé que *b* ou *d* sont associés à des voyelles nasales ; *ban*, *dan*, *bon*, *don*, etc. sont alors très confuses. Les oreilles closes on éprouve une résonance énorme dans toute la tête avant *b* ou *d* (vocaloïdes de Rosapelly).

Sur les phonogrammes, ces vibrations précoces s'inscrivent avant le son-voyelle et dans le corps des mots remplacent le silence des occlusions articulatoires ; en les comparant au graphique de *pa* ou mieux de *apa*, on saisit la différence ; les deux *a* ici sont séparés par une étendue de sillon vide, où rien n'est tracé.

Sur les graphiques obtenus avec le dispositif de M. l'abbé Rousselot et l'enregistreur de Marey approprié, on voit sur la ligne nasale des vibrations très nettes, tandis que la ligne buccale est restée droite ; la trace de la voyelle ne se montre qu'à la suite.

La succession des phases est évidente quel que soit le procédé employé pour la mettre en évidence.

La vibrante « *R* » se montre vivement résonante dans toute la tête et les oreilles, dès que celles-ci sont closes ; le pincé du nez n'y change rien.

Ra ne varie pas le nez pincé ; avec *ri* grave, au contraire, il y a résonnance accrue. Mais *ri* suraigu il n'en est pas de même. Plus il y a d'effort phonateur, moins le son de tête retentit, le nez pincé ; bien entendu, il s'agit de *r* guttural. Avec *rou*, *ran*, etc., l'effet est très sensible.

G, dur (*gue*), cause un fort retentissement les oreilles closes ; *t*, *p*, ont un résultat analogue. *F* provoque une très grande résonance à la fermeture des méats, sans qu'elle soit modifiée, le nez pincé.

J fait de même.

L cause un retentissement remarquable, un bourdonnement comme un *e* sourd, que l'occlusion nasale ne change pas.

Ch, *s*, *v*, *z* ne subissent aucune influence de la fermeture des oreilles, sinon l'affaiblissement naturel des sons extérieurs.

De cette analyse, il résulte que les sons vocaux pour la plupart résonnent fortement dans la tête et les oreilles, dans les cavités aériennes de la face. L'épreuve de l'occlusion auriculaire n'a exclu que *a* pour les voyelles et *ch*, *s*, *v*, *z*, pour les consonnes.

On remarquera que les sons *i*, *é*, *u*, *ou*, *e*, *r*, *g* (dur), *k*, *l*, *f*, *j*, qui ont un retentissement évident et accentué dans toute la tête et les oreilles closes, ne sont cependant pas des sons nasaux et n'ont aucune origine nasale directe.

Le son se propage dans ce cas sans communication directe entre le foyer sonore et les cavités résonantes, aussi leur timbre n'a-t-il rien de nasal.

La sémiotique utilise, comme très significatifs, les troubles de la phonation et les altérations des sons vocaux, normalement marqués de nasalité (*m*, *n*, *ng*, *b*, *d*), ou anormalement nasaux (*p*, *t*, *k*), par insuffisance du voile ou autrement ; l'occlusion otique accentue l'altération.

J'ai montré qu'au moyen de sons simples, de syllabes simples, voyelles associées aux explosives, nasales ou pures, ou bien à la vibrante, on peut explorer sérieusement le jeu du voile du palais, son élasticité, ses mouvements et leur souplesse.

Les altérations de *a*, plus sensibles avec l'occlusion nasale, annonceront une lésion du voile, car ce son sort toujours clair à l'état normal et non influencé par cette épreuve.

Au point de vue de *l'éducation des sourds*, il y a, je pense, profit à utiliser le renforcement produit par l'occlusion des oreilles, pendant la phonation ; les sons sont rendus plus perceptibles et plus faciles à différencier, sons de tête, sons graves, sur lesquels le pincé du nez agit très différemment.

Pendant la lecture à haute voix, qui est si fort recommandée en pareil cas, l'emploi de la fermeture des oreilles pour renforcer le son, est un bon mode d'excitation acoustique.

D'autre part on a vu que l'étude de ces résonances intérieures m'a conduit à celle des mouvements de l'air intranasal pendant la phonation ; ce qui m'a amené à trouver dans la surtension des muscles du voile du palais une condition importante et oubliée, de la genèse de la voix de fausset, et dans les variations de cette tension l'explication de la propagation plus ou moins complète des vibrations sonores aux cavités de la face.

A mon sens, l'absence de retentissement nasal de la voix de fausset s'explique par la contraction extrême des muscles du voile, la tension de cette membrane musculeuse arrête alors le courant sonore et empêche sa pénétration dans les fosses nasales ; par suite les tonalités sourdes et graves, qui caractérisent les sons de ces cavités, ont disparu et le son laryngien sort pur, suraigu : c'est le son de tête ou de fausset.

On a pu voir que au cours de ces recherches j'ai été conduit à étudier l'action de leur contraction sur la conductibilité des muscles et que j'ai trouvé que cette contraction affaiblit les sons au contact et éteint les sons apportés par l'air, surtout les sons très aigus. Il y a donc encore là une condition favorisant l'isolement des cavités nasales pour la voix de tête. Il en résulte, ai-je dit, une application logique de l'épreuve de *i* suraigu, pour apprécier l'énergie des muscles du voile (staphylins et constricteur supérieur du pharynx).

Une autre application pratique de données précédentes s'offre à l'otologiste : j'ai utilisé avec succès pour la ventilation de la caisse du tympan l'état de tension qui accompagne l'émission de *i* suraigu. On le fait dire au patient, tandis qu'avec la poire de Politzer on insuffle l'air par la narine : c'est simple et pratique.

Dans ce travail, en définitive, on trouvera la démonstration des résonances méconnues des sons vocaux ; et du rôle du voile du palais dans l'émission des sons de tête, que les expériences mettent en lumière d'une façon évidente.

CHARTRES. — IMPRIMERIE DURAND, RUE FULBERT.

www.ingramcontent.com/pod-product-compliance
Lightning Source LLC
LaVergne TN
LVHW052039160826
845678LV00003B/1436

* 9 7 8 2 3 2 9 6 3 4 2 4 1 *